AF299546

DU

TRAITEMENT DE LA SYPHILIS

PAR LES INJECTIONS HYPODERMIQUES

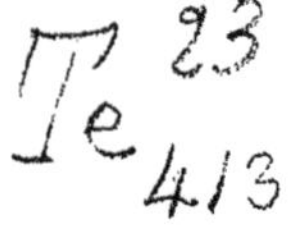

DU

TRAITEMENT DE LA SYPHILIS

PAR LES INJECTIONS HYPODERMIQUES

PAR

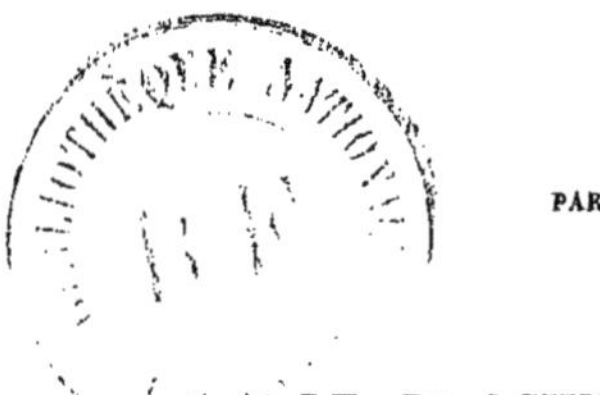

LE Dr ACHILLE DRON

CHIRURGIEN EN CHEF DE L'HOPITAL DE L'ANTIQUAILLE.

LYON

IMPRIMERIE D'AIMÉ VINGTRINIER

Rue de la Belle-Cordière, 14

1873

DU

TRAITEMENT DE LA SYPHILIS

PAR LES INJECTIONS HYPODERMIQUES

Cette méthode, employée pour la première fois par Scarenzio de Pavie, vulgarisée surtout par Lewin, de Berlin, qui lui a donné son nom, recommandée par Liégeois et Staub, en France, mise à l'essai dans bien des pays, a été l'objet de jugements divers, d'opinions contradictoires. Exaltée outre mesure par les uns, rejetée par les autres, elle a encore besoin d'être étudiée, et, dans ce but, je viens dire ce que j'ai observé dans son emploi.

J'ai d'abord dû choisir le médicament à injecter. Le calomel, dont s'était servi Scarenzio, donne lieu souvent à des abcès au point injecté. La solution de sublimé, employée par Lewin (de 6 milligr. à 25 milligr. pour un gramme d'eau) a occasionné des accidents locaux et généraux ; elle est trop forte. Les injections d'iodure de mercure, d'albuminate de mercure ont été abandonnées en raison de la forte irritation qu'elles provoquaient dans les parties injectées. Je me suis servi de la solution faible de sublimé, préconisée par Liégeois, dont voici la formule :

Eau distillée. . . . .   90 grammes.

Sublimé . . . .   20 centigrammes.

Chlorhydrate de morphine   10   —

Ce qui fait par gramme environ 2 milligr. 1/4 de sublimé.

L'instrument est une petite seringue contenant 2 grammes de la solution, et par conséquent 4 milligrammes 5 de sublimé. Elle est munie d'une canule-aiguille de 4 centimètres, assez longue pour pénétrer profondément sous la peau, assez fine pour ne faire qu'une piqûre insignifiante. Le contenu de cette seringue sert à faire deux injections, de sorte qu'en chaque point on n'injecte pas plus de 2 milligr. 2 du médicament.

La région du corps où doivent être faites les injections est très-importante à déterminer. Il faut rejeter les membres inférieurs où les piqûres pourraient s'enflammer par suite de la marche, les membres supérieurs où les mouvements occasionneraient les mêmes accidents, les parois abdominales et thoraciques antérieures où la sensibilité est trop développée, la région fessière qui sert si souvent de point d'appui. Le dos est certainement le lieu le plus convenable pour les pratiquer. La sensibilité y est plus obtuse que partout ailleurs, et, depuis la partie postérieure des épaules jusqu'à la région lombaire, on a la place pour faire toutes les injections nécessaires.

J'ai toujours eu grand soin de pousser mon injection dans le tissu cellulaire sous-cutané et, pour y arriver, je soulève la peau par un pli, à la base duquel ét parallèlement à lui je pratique la ponction. Le pli, en s'effaçant, laisse la canule engagée dans le tissu cellulaire, où va se loger le liquide injecté. Lorsqu'on laboure le derme avec la canule-aiguille et qu'on y injecte le liquide médicamenteux, on y provoque une inflammation vive, de petits abcès et même une mortification plus ou moins étendue.

La canule doit cheminer sous la peau, de manière que l'endroit où est déposé le liquide injecté soit éloigné de deux centimètres du point où s'est faite la ponction, afin d'éviter la sortie du médicament. Il est préférable qu'au lieu de marcher au moyen d'un pas de vis, le piston de la seringue puisse être poussé directement : l'injection est effectuée ainsi plus rapidement. Une mouche de diachylon est appliquée sur la piqûre.

Les injections hypodermiques de sublimé, indépendamment de leur action sur les manifestations syphilitiques, déterminent dans la région injectée et à distance des phénomènes très-importants à signaler. Dans la région injectée, on peut noter d'abord la légère saillie due au liquide, saillie qui n'est accusée le lendemain que par un faible empâtement très-circonscrit, lequel disparaît le troisième jour. C'est cet empâtement qui se transformerait en phlegmon, en abcès si on employait un sel insoluble, comme le calomel, ou une solution trop concentrée de sublimé.

Ce qui est plus digne d'attention, c'est la souffrance qu'éprouvent les malades dans le point injecté et les parties voisines. La douleur de chaque piqûre est insignifiante ; celle, au contraire, causée par l'entrée du liquide est d'emblée très-vive. Les malades la comparent à une brûlure. Tous les mouvements du tronc et des membres l'exaspèrent. L'immobilité dans le lit ou un fauteuil, c'est-à-dire le dos fixé et sans aucun mouvement, l'apaise ou la rend plus supportable. Mais le plus souvent elle se réveille quelques heures après, soit que le malade ait été forcé de quitter son immobilité, soit que le liquide, en s'infiltrant, exerce son action irritante sur de nouveaux tissus. La douleur s'irradie en effet le long des filets nerveux, pénètre profondément dans la poitrine, et rend la respiration pénible. Cette souffrance peut être assez vive et assez persistante pour empêcher quelquefois le sommeil dans la nuit qui suit l'injection. Elle peut même se prolonger pendant plusieurs jours après la suspension de la médication, et cela sans réaction inflammatoire. Le dos du malade qui se plaint si fort ne présente aucune rougeur, aucun point enflammé.

La pratique des injections hypodermiques de sublimé pour guérir la syphilis trouve dans les douleurs qu'elles provoquent un sérieux empêchement. Sur trente-neuf malades que j'ai soumis à ce traitement, quatre l'ont refusé après la première injection, à cause de la douleur qu'ils avaient éprouvée, et ont préféré quitter l'hôpital. Un malade, après l'avoir supporté trois jours, est sorti en se plaignant amèrement. Un autre, après quatre injections, a déclaré souffrir atrocement, ne plus avoir de sommeil. Son dos ne présentait cependant aucune lésion. On l'a gardé à l'hôpital, sans traitement ; à plusieurs reprises on lui a proposé de recommencer, sans qu'il ait voulu s'y soumettre. Quelques malades prennent patience : on leur a promis monts et merveilles, cela les encourage. Mais la guérison n'arrivant pas aussi vite qu'ils le désirent, ils se plaignent et finissent par refuser le traitement. J'en trouve dans mes notes qui ont subi cinq, six, huit injections et qui n'ont plus voulu continuer. Chez l'un d'eux, au bout de huit injections, l'amélioration était manifeste, et, malgré cela, le malade préféra sortir à cause de la douleur qu'il ressentait. En résumé, sur trente-neuf malades, le traitement a dû être interrompu dix fois avant la dixième injection, en raison de la douleur trop vive causée par les injections (1).

_____

(1) La faible dose de chlorhydrate de morphine contenue dans la solution n'a paru avoir aucune influence sur la douleur. Les injections qui ont été faites avec une solution où ce sel avait été supprimé n'ont pas été plus douloureuses que les autres. J'aurais pu élever la dose de chlorhydrate de

Je ne parle pas d'autres acccidents locaux (phlegmons, abcès, gangrène.) Je n'en ai pas observé en suivant le manuel opératoire que j'ai indiqué. Une seule fois une main peu exercée avait labouré le derme et injecté le liquide dans son épaisseur ; il en est résulté une mortification d'un centimètre et demi.

Je n'ai pas vu non plus ces accidents généraux signalés par le docteur Storh : diarrhée sanguinolente, affaiblissement considérable du sujet, fièvre. Il est vrai que la solution qu'il employait était beaucoup plus concentrée que celle dont j'ai fait usage ; il injectait de 7 à 12 milligrammes et même 25 milligrammes de sublimé. La santé générale de mes syphilitiques, quand la douleur ne les privait pas de sommeil, n'était pas du tout altérée ; quelques-uns même, comme l'avait déjà remarqué Liégeois, ont pris un notable embonpoint.

Mais j'ai observé assez souvent la gingivite et la salivation : 8 fois, sur 31 malades traités au moins pendant une semaine ; 2 fois ces accidents se sont montrés au bout de 8 injections. leur apparition la plus tardive a eu lieu après 40 injections.

J'ai fait voir les difficultés, les accidents de la pratique des injections hypodermiques de sublimé. Examinons maintenant si les résultats thérapeutiques sont de nature à nous faire passer par-dessus ces inconvénients.

Sur mes 39 malades soumis à ce traitement, 10, ai-je dit, l'ont interrrompu avant 10 injections, en raison de la douleur éprouvée. Je ne m'occupe que des 29 autres qui l'ont poursuivi plus longtemps. Ils avaient tous des syphilis à la période se-

morphine ; mais, contrôlant les expériences de Liégeois, j'ai voulu me mettre dans les mêmes conditions que lui et employer sa formule.

condaire, mais fortes, des éruptions papuleuses, pustuleuses. Les formes érythémateuses, parfois si fugaces spontanément, ne peuvent pas permettre de juger de la valeur d'un traitement.

Ces 29 cas ont donné :

Guérisons 14

Améliorations 8

Insuccès ayant nécessité un autre traitement. 7

J'appelle *guérison* la disparition de toute manifestation syphilitique, sans vouloir indiquer par ce mot une cure radicale. Les améliorations sont les cas où les manifestations s'étaient déjà effacées en partie.

Dans un dernier cas, les injections avaient été faites au début de la syphilis, qui ne présentait encore que l'accident primitif, le chancre ; — elles n'ont pas retardé l'éclosion des accidents secondaires.

Parmi les 14 guérisons, la plus rapide a été obtenue avec 8 injections, la plus tardive, avec 60 ; en moyenne elles ont exigé 29 injections. On sait que chaque injection (que l'on fait en deux fois, sur deux points,) contient 5 milligrammes de sublimé. La durée moyenne du traitement a donc été d'un mois et même plus, car souvent on laissait dans la semaine un jour de répit au malade.

Je ne dirai rien des améliorations, traitements incomplets, qui ne prouvent rien ni pour ni contre la valeur de la méthode.

Quant aux insuccès, on pourra m'objecter que j'ai renoncé trop tôt à l'emploi du moyen curateur ; mais lorsque j'ai vu qu'au bout de 25, 37, 40 injections il n'y avait pas d'amélioration, j'ai bien été en droit de m'adresser à une autre méthode de traitement.

Enfin, j'ai observé trois récidives sur mes 13 succès, et je ne puis rien affirmer quant à la solidité de la guérison des autres malades que je n'ai pas revus.

Un même nombre de malades (29) traités par le proto-iodure hydrargyrique à la dose quotidienne de 5 à 10 centig., ont séjourné à l'hôpital 27 jours en moyenne pour arriver à la disparition de leurs manifestations syphilitiques. Ils ont présenté 7 fois de la salivation.

Les chiffres, on le voit, se suivent de près dans les deux statistiques :

Injection hypodermique de sublimé, 29 jours pour guérison.
Proto-iodure hydrargyrique.......... 27 —   —
    Salivation : 8 cas sur 29 avec les injections...........
       —   7   —   — proto-iod. hydrar.

Quant à la facilité du traitement, il n'y a pas de comparaison à établir ; le proto-iodure hydrargyrique, efficace, inoffensif dans l'immense majorité des cas, est accepté sans hésitation par les malades.

Quelles conclusions tirer des faits que j'ai observés ?

En présence de la répugnance qu'éprouvent les malades à se soumettre à une méthode de traitement que quelques-uns rejettent dès qu'ils y ont été soumis ;

En voyant les douleurs que cause ce procédé thérapeutique, douleurs qui forcent souvent le médecin à suspendre le traitement ;

En considérant que les injections hypodermiques peuvent

donner lieu à des accidents au point injecté ou retentissant sur les régions voisines et même sur tout l'organisme ;

En constatant enfin que les résultats thérapeutiques ne sont supérieurs au traitement interne ni au point de vue de la rapidité de la disparition des manifestations syphilitiques ni au point de vue de la cure radicale, puisque dans les deux traitements les récidives sont fréquentes ;

Il faut admettre que le traitement de la syphilis par les injections hypodermiques de sublimé, même à faible dose, ne doit pas être considéré comme une méthode pratique destinée à remplacer les autres. — Mais doit-elle être complètement rejetée ? Je ne le pense pas. D'abord il y a de temps en temps des faits remarquables de guérisons rapides par ce moyen. Tous les observateurs en ont noté. Il me souvient d'un homme de cinquante ans, couvert d'une syphilide à larges papules, syphilide confluente, saillante, horrible. Après huit injections (en dix jours de traitement), après quatre centigrammes de sublimé injectés dans le tissu cellulaire , les papules n'étaient plus indiquées que par des macules ; une salivation abondante s'était déclarée. C'était vraiment un sujet bien impressionnable au mercure !

Ce sont des observations analogues qui ont fait la fortune de la méthode des injections hypodermiques de sublimé et qui lui ont valu des enthousiastes. Mais ces succès sont rares, et il ne faut pas compter sur eux.

La méthode des injections hydrargyriques sous-cutanées pourra, cependant, rendre d'utiles services. Il est, en effet, des cas où le mauvais état des voies digestives ne permet pas de continuer l'injection du mercure, qui, sous quelque forme qu'on l'administre, donne de la dyspepsie ou détermine de la diarrhée. Si le malade ne veut pas alors employer la méthode efficace, mais incommode, des frictions mercurielles, on pourra recourir aux injections hypodermiques. Enfin quelques sujets sont réfractaires à l'absoption du médicament ; le mercure coule dans leur tube digestif sans manifester son pouvoir par de bons ni de mauvais effets. Liégeois cite l'exemple d'un malade qui avait avalé trois cents pilules de proto-iodure, deux litres de liqueur de van Swieten, et, de plus, fait soixante frictions mercurielles sans résultat. Dans ces cas, on est en droit de s'adresser à une autre médication, et les injections hypodermiques de sublimé pourront alors donner le succès demandé vainement aux autres méthodes de traitement. C'est ce qui a eu lieu dans le fait cité par Liégeois.

En résumé le traitement de la syphilis par les injections hypodermiques de sublimé, à faible dose et convenablement pratiquées, est sans danger, sinon sans inconvénients. Cette méthode est efficace, mais non supérieure aux autres médications antisyphilitiques. Elle ne mérite ni l'enthousiasme avec lequel l'ont prônée ses partisans ni la défaveur complète où la tiennent ses détracteurs. Elle doit rester dans la thérapeutique syphilitique comme une méthode utile dans quelques cas exceptionnels.